하루3분눈운동

시력 회복이 뇌의 노화를 늦춘다!

하루3분

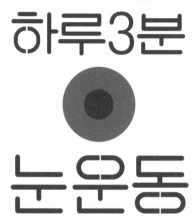

눈운동

하야시다 야스타카 감수

최준란 옮김

칠월의숲

머리말

인류는 이 지구상에서 얼마나 오래 살아왔을까요? 아직 확실하게 밝혀지지는 않았지만, 최소 수십만 년에서 최대 수백만 년에 이를 것으로 추정합니다. 그 긴 역사에서 현대인 같은 환경에서 생활한 시간은 아주아주 짧습니다.

인공위성에서 지구를 바라보면 한밤중에도 밝은 도시가 많다고 합니다. 현대는 밤이라고 해서 어두컴컴하지 않고 눈을 피곤하게 만드는 컴퓨터와 스마트폰을 보는 시간도 급격히 늘어, 그 어느 때보다 눈이 혹사당하고 있습니다.

눈 건강을 해치는 요인들이 많아지면서 이에 대응하기 위해 우리의 눈은 더 커졌고, 가까이 있는 물체는 잘 보이지만 멀리 있는 건 흐릿해 보이는 근시 인구가 전 세계에서 폭발적으로 늘어났습니다. 또 가까이에 있는 글씨가 보기 힘들어지는 노안이 오는 시기도 빨라졌습니다. 근시는 각종 안구 질환과 실명으로 이어질 위험이 있기에 국가 차원에서 예방책을 세워야만 합니다. 노안은 독서, 운전 등 일상생활을 하는 데 지장을 초래해 생활의 질을 크게 떨어뜨립니다.

나빠지는 눈 건강을 그대로 두어서는 안 됩니다. 특히 시력 저하하는 치매까지 불러온다는 연구결과가 있습니다. 지금, 눈 건강을 회복하기 위한 특별한 노력이 절실합니다. 이 책에서 소개하는 '가보르 패치'는 뇌의 시각피질을 자극해 시각 처리 능력을 높여 '뇌내 시력'을 향상시켜줍니다. 근시나 노안을 개선하는 것은 물론 치매 예방에도 좋습니다.

가보르 패치라는 흐릿한 줄무늬를 보고 훈련하면서 '본다'는 행위의 소중함을 느껴보고 삶을 더 활기차게 즐겨보세요.

안과전문의
하야시다 야스타카

차례

1장 **눈과 뇌를 젊어지게 하는**

비밀의 줄무늬 가보르 패치

2장 오늘부터 1일!
가보르 패치 트레이닝 30일 프로그램

보기만 해도 눈과 뇌가 좋아진다!
가보르 패치 트레이닝

최근 전 세계적으로 화제를 불러모으는 '가보르 패치 트레이닝!' 놀랍게도 흐릿한 줄무늬인 가보르 패치를 매일 3분간 보기만 해도 눈이 좋아집니다. 가보르 패치를 사용한 눈 운동법 '가보르 패치 트레이닝'의 놀라운 효과를 알아보세요.

눈 근육이 유연해진다

가보르 패치 트레이닝을 하면 모양체근의 유연성이 유지되어 노안 진행이 억제됩니다. 잘 보이지 않던 작은 글씨도 또렷이 보여요.

뇌내 시력이 높아진다

눈의 초점 조절 능력과 뇌의 시각 정보 보완 능력(뇌내 시력)이 단련되어 근시와 노안이 개선돼요.

주변 시야 감도와 동체 시력이 단련된다

나이가 들면서 떨어지는 주변 시야 감도와 동체 시력도 단련되어 낙상이나 교통사고 등의 위험을 피할 수 있어요.

게임하듯 즐기면서 집중력, 기억력을 올리고 치매를 예방한다

눈이 잘 보이지 않으면 뇌로 입력되는 정보가 줄어 치매 위험성이 높아집니다. 하지만 미세한 차이와 변화를 게임하듯이 알아맞히다 보면 뇌가 자극되어 시력은 물론 집중력과 기억력을 향상시켜요. 건망증 예방에도 좋습니다.

가보르 패치와 사진의 콜라보로 재미있게 트레이닝할 수 있다

중요한 것은 꾸준한 실천. 다양한 가보르 패치를 합성한 아름다운 사진으로 질리지 않고 트레이닝을 계속할 수 있어요.

내 눈 상태 알아보기

요즘 시력이 예전과 달라진 것 같은가요? 체크리스트로 내 눈 상
태를 점검해보세요.

◆ 눈과 관련해서 이런 증상을 느껴본 적이 있나요? ◆

1 핸드폰이나 텔레비전을 너무 많이
보면 오는 안정피로(眼睛疲勞)*

2 컴퓨터 작업을 하면 자주 느끼는
안구건조증·눈의 피로감

3 작은 글자가 흐릿해 보이는 노안

*눈 통증, 두통, 앞이마 압박감 등을 일으켜 눈을 계속 사용하기 힘든 상태를 이른다.

01. ☐ 저녁이 되면 낮보다 시력이 약해진다

02. ☐ 작은 글자가 잘 안 보인다

03. ☐ 글자를 읽는 것이 괴롭다

04. ☐ 책과 신문, 스마트폰을 볼 때 조금 멀리 해야 잘 보인다

05. ☐ 스마트폰이나 휴대폰으로 문자를 입력할 때 자주 틀린다

06. ☐ 시야가 흐릿해질 때가 있다

07. ☐ 텔레비전의 자막이 잘 안 보인다

08. ☐ 가까이에서 멀리로 시선을 옮길 때 바로 초점이 맞지 않는다

09. ☐ 컴퓨터나 스마트폰을 하루 4시간 이상 본다

10. ☐ 안경을 쓰는 것보다 벗는 편이 잘 보인다

위 사항 중 하나라도 체크한다면 가보르 패치 트레이닝을 바로 시작해야 할 때입니다.

가보르 패치 트레이닝 30일 기록표

날짜		월/ 일	월/ 일	월/ 일	월/ 일	월/ 일
노안 시력	오른쪽 눈					
	왼쪽 눈					
	양쪽 눈					
근시 시력	오른쪽 눈					
	왼쪽 눈					
	양쪽 눈					

날짜		월/ 일	월/ 일	월/ 일	월/ 일	월/ 일
노안 시력	오른쪽 눈					
	왼쪽 눈					
	양쪽 눈					
근시 시력	오른쪽 눈					
	왼쪽 눈					
	양쪽 눈					

가보르 패치 트레이닝을 한 달간 꾸준히 해보세요. 이 책 마지막 페이지에 나온 시력 검사표를 활용해 노안과 근시 시력을 매일 재고 기록하면서 변화를 느껴보세요.

	날짜	월/ 일	월/ 일	월/ 일	월/ 일	월/ 일
노안 시력	오른쪽 눈					
	왼쪽 눈					
	양쪽 눈					
근시 시력	오른쪽 눈					
	왼쪽 눈					
	양쪽 눈					

	날짜	월/ 일	월/ 일	월/ 일	월/ 일	월/ 일
노안 시력	오른쪽 눈					
	왼쪽 눈					
	양쪽 눈					
근시 시력	오른쪽 눈					
	왼쪽 눈					
	양쪽 눈					

	날짜	월/ 일	월/ 일	월/ 일	월/ 일	월/ 일
노안 시력	오른쪽 눈					
	왼쪽 눈					
	양쪽 눈					
근시 시력	오른쪽 눈					
	왼쪽 눈					
	양쪽 눈					

	날짜	월/ 일	월/ 일	월/ 일	월/ 일	월/ 일
노안 시력	오른쪽 눈					
	왼쪽 눈					
	양쪽 눈					
근시 시력	오른쪽 눈					
	왼쪽 눈					
	양쪽 눈					

'가보르 패치 트레이닝으로 시력이 좋아졌어요', '거짓말 같아요, 보기만 했는데!', '계속하기도 쉬워요' 등 실제 경험자들의 환호성이 속속 들려옵니다.

CASE 01

열흘 만에 노안이 0.3 → 0.5로 개선됐어요

구보 쇼카(50대 여성)

어렸을 때부터 눈이 좋았고 시력은 줄곧 1.5대를 유지했습니다. 그러나 40대 후반부터 '가까이 있는 것'이 점차 안 보이더니, '어두운 장소'에서는 글자를 보기 힘든 전형적인 노안 증상이 찾아왔습니다.

노안은 어쩔 수 없다고 여겼는데 가보르 패치 트레이닝을 하면 노안까지 좋아진다는 말을 들었습니다. 그것도 '보기만 하면

된다니', 하는 방법이 너무 간단하더라고요.

그래서 트레이닝을 시작했는데 얼마 안 돼 전에는 안 보이던 글자가 확실히 보일 정도로 놀라운 효과가 나타났습니다. 하루에 3분씩, 열흘간 매일 계속하자 시력이 0.3에서 0.5로 좋아졌습니다. 노안이 시작되어 힘들어하는 주위 친구들에게도 적극 추천하고 싶습니다.

CASE 02

시력이 0.6 → 0.8로 상승했어요

스즈키 아이코(40대 여성)

태어나서 지금까지 시력 하나는 자신했는데, 최근에 앞이 잘 보이지 않았습니다. 안과에 가서 검사했더니 양쪽 눈의 시력이 0.6으로 뚝 떨어져 있었습니다. 매일 운전도 해야 해서 안경을 쓸 수밖에 없는 상황이었는데 '그래도 안경은 쓰고 싶지 않다'는 생각에 눈이 좋아지는 방법을 여기저기에서 찾아보았습니다.

그때 가보르 패치 트레이닝을 해보겠느냐는 제안을 받았습니다. 처음에는 수술도 아니고 단지 줄무늬를 보는 것만으로 눈이 좋아질까 반신반의했지만, 일단 믿고 성실하게 실천했습니다. 2주일 정도 지나자 점점 전과 비교해서 훨씬 또렷하게 보이는 것이 실감 났습니다.

다시 시력을 검사하니 0.8로 올라갔습니다! 어렵지도 않고 사진을 보면 기분까지 좋아져서 즐겁게 계속할 수 있을 것 같아요. 좀 더 시력을 올리려고 지금도 열심히 하고 있습니다.

CASE 03

신문의 작은 글자가 또렷이 보여요

이시가와 가오리(50대 여성)

다초점안경을 쓰고 생활하고 있습니다. 가보르 패치 트레이닝을 알게 되고 나서 조금이라도 눈이 좋아질까 싶어 업무를 마치면 매일 트레이닝을 했습니다. 2주일 정도 실천하자 안 보이던 작은 글자가 또렷이 보였습니다.

가보르 패치 트레이닝과 병행해서 이 책에서 소개하는 눈 마사지, 눈 운동도 했습니다. '눈 운동'은 언제 어디서나 가능하기 때문에 습관처럼 하고 있습니다. 이번 체험을 통해 눈이 피곤할 때는 눈동자를 여기저기로 움직이고 깜박거리면 피로가 풀린다는 사실을 깨달았습니다.

잘 보이지 않던 0.1대 글자가 보입니다

사토 고세(50대 남성)

예전부터 눈이 나빴고, 최근에는 노안도 심해져서 난감하던 참이었습니다. 안과에서 시력검사를 받으면 맨눈으로는 가장 윗줄의 기호조차 구별할 수 없었습니다.

그러나 가보르 패치 트레이닝을 계속한 뒤 맨눈으로도 시력검사표 첫 줄의 글자가 보여 놀랐습니다. 가보르 패치가 세세해질수록 구별이 어려워 포기하고 싶은 마음이 컸지만 꾹 참고 꾸준히 실천해서 정말 다행이었습니다. 앞으로도 노안이 나아지도록 계속 노력해보려고 합니다.

* 여기에 등장하는 사람들의 이름은 모두 가명입니다.
* 이 글은 개인 체험기로, 모든 분의 효과를 보증할 수는 없습니다.

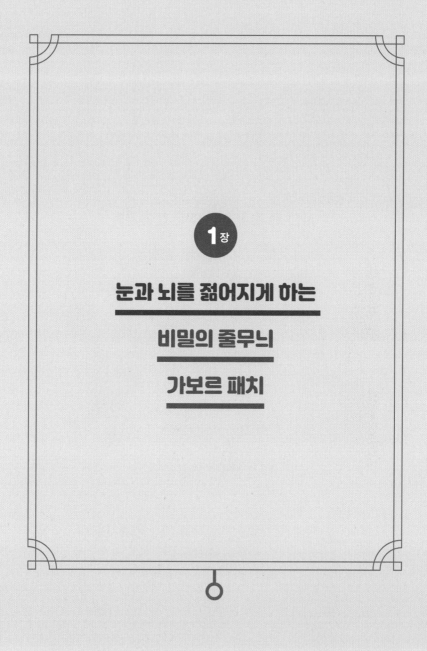

1장

눈과 뇌를 젊어지게 하는

비밀의 줄무늬

가보르 패치

'가보르 패치'를 활용한 트레이닝은 2017년 <뉴욕 타임스>에 소개되면서 전 세계적으로 주목을 받았습니다. 특히 '노안뿐 아니라 근시 개선'에 탁월하다고 합니다. 이제부터 화제의 '가보르 패치'가 어떻게 눈을 좋아지게 하는지 알아봅시다.

TRY!

사진 속 아이가 손에 든 물건은?

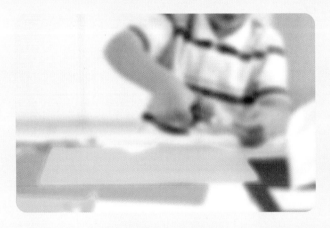

(정답) 가위

흐릿한 사진이지만 정답을 바로 알 수 있습니다.
왜 그럴까요?
그 이유를 다음 페이지부터 설명합니다.

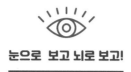
사물을 볼 때 눈과 뇌의 구조

사물을 볼 때는 뇌의 시각 인지력이 중요하다

이른 나이부터 노안이나 눈의 피로감, 안구건조증 등 눈의 건강 문제로 고민하는 사람이 늘고 있습니다. 그런데 이 증상은 단지 '눈 문제에서만 그치지 않는다'는 점을 알아야 합니다. 사물이 (우리 눈에) 보이는 메커니즘은 뒤에서 자세히 소개하겠지만, 사물을 포착해 무엇인지 알아보는 과정에서 뇌의 역할은 막중합니다. 옆 페이지에서 흐릿한 사진을 보고 '가위를 들고 있다'고 인식할 수 있었던 것은 눈을 통해 입력된 영상 정보를 뇌가 보완해주었기 때문입니다. 이처럼 안구의 역할은 카메라에 해당하고 영상을 인식하고 처리하는 작업은 뇌에서 담당합니다.

시력에 영향을 미치는 안구 근육

◆ 초점을 조절하는 '내안근' ◆

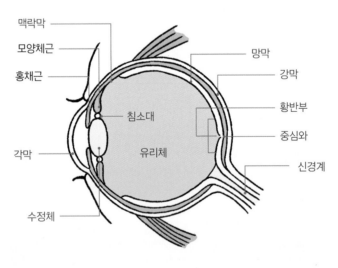

맥락막
모양체근
홍채근
침소대
각막
유리체
수정체
망막
강막
황반부
중심와
신경계

*안구 안쪽에 있으며 수정체의 두께를 조절하는 '모양체근'과 들어오는 빛의 양을 조절하는 '홍채근'으로 구성된다.

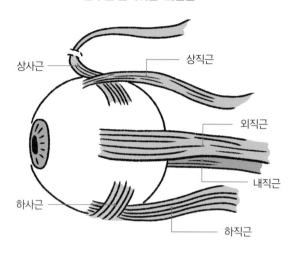

◆ 안구를 움직이는 '외안근' ◆

상사근

상직근

외직근

내직근

하사근

하직근

*안구 바깥쪽에 있는 6개의 근육으로 하루에도 수만 번 반복되는 안구 운동을 돕는다.

눈과 뇌의 연계 활동으로 사물을 보게 된다

망막에 빛이 도달하면 망막상의 시세포가 그 정보를 받아 전기 신호로 변환합니다. 이 전기 신호는 시신경 섬유를 통해 뇌로 전달됩니다. 그러면 위치 정보, 색, 빛의 농도 등이 뇌의 일정 부위에서 처리되어 우리가 '사물을 인식할 수(볼 수)' 있습니다.

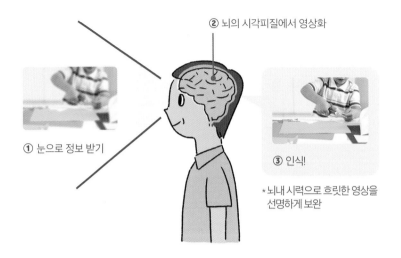

② 뇌의 시각피질에서 영상화

① 눈으로 정보 받기

③ 인식!

*뇌내 시력으로 흐릿한 영상을 선명하게 보완

시력은 눈의 초점 조절력과 뇌의 인지 보완력으로 결정된다

예로부터 우리 인류는 멀리 있는 사냥감을 재빠르게 찾아내거나 위험을 인지해 몸을 지키면서 종족을 보존해왔습니다. 문명의 진보와 함께 과학 기술이 비약적으로 발전하면서 인류를 둘러싼 환경이 크게 바뀌었지만 이는 불과 몇백 년 동안의 일로 대다수의 긴 세월 내내 눈을 통해 주위를 살피는 능력은 생존을 위한 필수적인 능력 중 하나였지요.

뇌가 시력을 보완하는 이유도 환경과 관련이 있습니다. 사냥감을 잘 잡기 위해서 황반부(눈 안쪽의 망막 중심부)가 극도로 발달했기 때문입니다. 두 눈이 서로 다른 각도에서 물체를 바라보면 황반부에서 입체시가 형성되고, 이를 통해 사냥감까지 떨어진 거리를 파악할 수 있습니다. 이 과정에서 중심 직경이 지름 3mm 미만인 황반부 이외 대부분의 주변 망막은 중요한 시각 정보를 취득하는 데 방해가 되므로 감도가 매우 떨어지게 되었습니다. 이를 뇌가 보완해주어 시각 정보로 인식할 수 있는 것입니다.

둔감한 주변 망막도 몸을 위협하는 물체에는 민감하게 반응하나, 살아남기 위해서는 먼 곳을 잘 살펴보는 것이 중요하기 때문에 우리 눈의 초점은 기본적으로 원거리에 맞춰져 있습니다. 따라서 가까이에 있는 것을 보기 위해서는 의식적으로 초점을 조절해야만 하는 구조가 된 것입니다.

이렇듯 잘 보려면 눈의 초점 조절력과 뇌의 보완력(뇌내 시력)이 매우 중요합니다.

○

눈의 초점 조절력을 높이고 뇌내 시력을 올리는 것이
눈을 좋아지게 하는 포인트!

○

누구에게나 찾아오는
'노안'의 정체

초점 조절력은 나이가 들수록 떨어진다!

40세가 지나면 누구나 초점 조절력이 떨어지며 노안이 오기 쉽습
니다! 초점 조절력은 D(디옵터)라는 단위로 나타내는데 보통 열 살
어린이의 초점 조절력은 10D인 데 반해 40대는 4~3D, 70대에
는 1D까지 떨어집니다.

4~3D는 일반적으로 원거리에 초점이 맞춰져 있는 사람이 독
서를 하기 위해 필요한 최소한의 수치로, 이보다 낮아지면 가까이

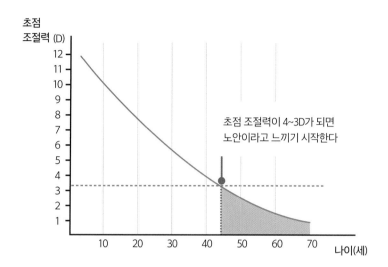

초점
조절력 (D)

초점 조절력이 4~3D가 되면
노안이라고 느끼기 시작한다

나이(세)

* 출처: 히비노 사와코 저, 하야시다 야스타카 감수, 《스마트폰 사용자를 위한 시력
강화운동-하루 1분 트레이닝》

에 있는 사물이 잘 보이지 않게 됩니다.

스마트폰 노안, 눈 건강을 위협한다

신문이나 책의 작은 글씨가 잘 보이지 않고, 원거리에서 근거리로 시선을 옮겼을 때 초점이 바로 맞지 않는 등의 증상이 45세 즈음부터 급격히 늘어나는 것이 '노안'입니다.

노안의 주요 원인은 나이가 들면서 눈의 초점 조절 능력이 떨어지기 때문으로, 앞에서도 이야기했듯이 본래 원거리에 맞춰져 있는 눈의 초점을 근거리에 맞추려면 수정체를 조절해야 합니다 (수정체의 두께를 조절하는 모양체근이 수축해야 합니다). 하지만 나이가 들어 모양체근이 약해지고 수정체가 딱딱해지면 탄력이 떨어지기 때문에 수정체 두께를 조절하기가 힘들어집니다. 특히 모양체근이 수축해도 수정체가 두꺼워지지 않으면 초점이 맞지 않으면서 가까이에 있는 사물을 보는 것이 몹시 불편해집니다.

그뿐만이 아닙니다. 노안으로 초점 조절이 어려워지면 눈이 과도한 긴장 상태에 몰려 쉽게 피로해집니다. 안정피로로 인해 눈이 침침해지거나 사물이 겹쳐 보이는가 하면 두통, 어깨결림, 메스꺼움 등이 나타나기도 합니다. 좋아하던 독서나 바느질 같은 취미마저 힘들어지는 등 인생의 즐거움을 잃어버릴 수 있습니다.

노안은 노화 현상이라 그 누구도 피해갈 수 없습니다. 게다가 컴퓨터와 스마트폰을 들여다보는 시간이 길어지면서 젊은 나이에도 초점 조절이 잘 안 되는 '스마트폰 노안'의 인구가 급격히 늘었고 노안이 시작되는 시기 자체도 빨라진다는 보고가 있습니다.

근거리 사물을 볼 때 눈의 초점 조절 반응

◆ 노안으로 조절력이 낮은 사람의 눈 ◆

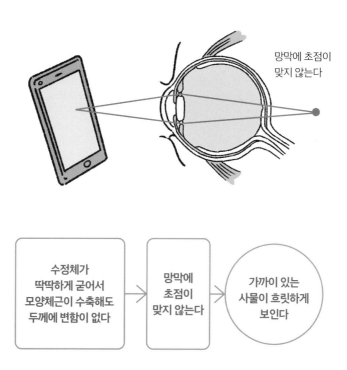

망막에 초점이
맞지 않는다

수정체가
딱딱하게 굳어서
모양체근이 수축해도
두께에 변함이 없다

망막에
초점이
맞지 않는다

가까이 있는
사물이 흐릿하게
보인다

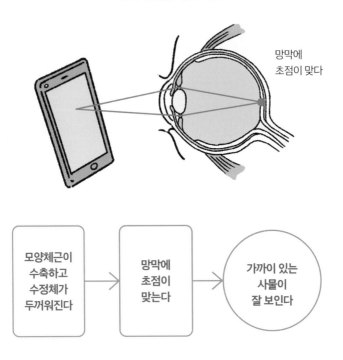

◆ 조절력이 높은 사람의 눈 ◆

망막에
초점이 맞다

| 모양체근이
수축하고
수정체가
두꺼워진다 | → | 망막에
초점이
맞는다 | → | 가까이 있는
사물이
잘 보인다 |

근거리뿐만 아니라 주변이 잘 보이지 않는다

나이 많은 사람이 운전을 하다 교통사고를 냈다는 뉴스 기사를 자
주 접하게 됩니다. 이 역시 눈의 노화와 크게 관련되어 있습니다.

우리는 외부의 다양한 정보를 받아들여 뇌에서 처리하는데 정보의 80퍼센트 이상이 시각을 통해 들어오기 때문입니다.

정보 입력 장치로서 눈의 역할은 매우 중요한데 나이가 들수록 눈의 기능은 떨어집니다. 초점 조절력뿐 아니라 주변 시야 감도(感度)가 낮아지고 안구를 움직이기 위한 외안근의 움직임도 둔해져 결과적으로 '유효 시야'가 좁아집니다(시야노안 체크는 50페이지). 게다가 움직이는 물체에 초점을 맞추기 힘들어져 '동체 시력'도 떨어집니다. 또 동공 크기를 조절하는 홍채근의 기능 저하로 어두컴컴한 곳에서 사물이 잘 보이지 않거나 서로 다른 세기의 빛을 구별하는 '콘트라스트 감도(感度)'도 약해집니다.

여기에 더해 나이가 들면 자연스럽게 뇌 기능 역시 퇴화합니다. 시각은 뇌를 가장 크게 자극하는 감각기관입니다. 초고령사회를 맞이하여 치매의 위험도가 더욱 커진 지금, 몸뿐만 아니라 뇌도 젊게 유지해야 합니다. 이래저래 눈 건강을 지키는 일이 매우 중요해졌습니다.

눈이 나빠져서 생기는 불편함!

- 작고 정교한 일이 하기 싫어진다.

- 두통이 생기고 어깨가 자주 결린다.

- 움직이는 물체를 제대로 인식하지 못한다

- 주변 시야, 유효 시야가 좁아진다.

- 인지증(認知症)*이 쉽게 생긴다.

- 심각한 눈병의 원인이 되기도 한다.

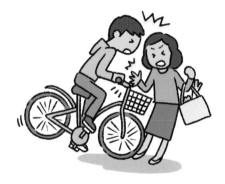

* 지능·의지·기억 등 정신적인 능력이 현저하게 낮아지는 것

가보르 패치
트레이닝이란?

과학이 준 선물, 가보르 패치

가보르 패치는 홀로그래피를 발명해 1971년 노벨물리학상을 받은 영국의 데니스 가보르(Dennis Gabor, 1900~1979) 박사가 고안했습니다. 가보르 패치는 '사인파(sine wave) 줄무늬에 2차원 가우스 함수를 곱해서' 얻어진 흐릿한 줄무늬를 말합니다. 변수를 바꾸면 무수히 많은 가보르 패치를 얻을 수 있는데 정신물리학 (psychophysics, 인지 현상과 자극의 물리적 성질과의 관계를 조사하는 학문 분야)의 여러 실험에 사용됩니다. 가보르 패치는 시력 회복을 위해 고안된 것은 아니지만 시각을 자극하는 효과가 커서 2017년 〈뉴욕 타임스〉에도 소개되며 화제를 불러일으켰습니다.

가보르 패치를 사용해 눈을 트레이닝하면 뇌의 시각 영역을 자극하여 정보 보완 능력(뇌내 시력)을 향상시킬 수 있다고 합니다. 또 눈을 움직이게 하니 눈 근육도 단련됩니다. 그래서 근시나 노안 할 것 없이 누구나 시력 향상을 기대해볼 수 있습니다.

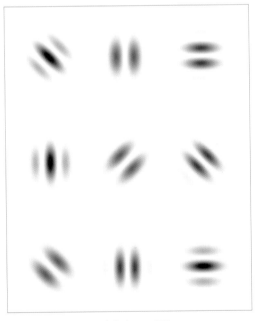

이게 가보르 패치!

왜 가보르 패치 트레이닝을 하면 잘 보일까

일반적으로 칠판 글씨가 잘 안 보이는 근시, 책의 글씨가 안 보이는 노안이 되면 일상생활에 불편함이 없도록 안경이나 콘택트렌즈를 착용합니다. 그러나 안경은 겨울이 되면 김이 서리고, 콘택트렌즈는 예전보다 좋아졌다고 하지만 여전히 끼고 빼는 게 불편합니다. 요즘에는 의학이 발달하여 교정 수술(시력 교정술)을 받는 사람도 많아졌지만 아직까지는 수술 부작용에서 자유롭지 못합니다. 머지않은 미래에는 근시나 노안 교정술이 더 발달해 안전성이 높아질 것으로 보이기는 합니다.

이렇듯 현재로서는 근시와 노안 등으로 인한 일상생활의 불편함을 완벽하게 해결해주는 방법은 없다고 할 수 있습니다.

그런데 최근 '가보르 패치'를 활용해 뇌의 '시각피질'을 자극하는 트레이닝이 시력 회복에 아주 큰 효과가 있다는 시험 결과가 나왔습니다. 원래 가보르 패치는 시력 회복을 목적으로 만들어진 것은 아니지만, 뇌의 시각피질을 활성화한다는 사실이 밝혀졌습니다. 최근 이에 관한 더 많은 연구가 진행 중입니다.

그중 한 사례가 캘리포니아대학교와 브라운대학교가 공동으로 진행한 실험입니다. 학생 16명과 지역 주민 중에서 65세 이상의 고령자 16명이 실험에 참여해 모니터상에서 회전하는 가보르 패치를 보고 트레이닝을 한 결과(하루 1시간 반, 일주일), 학생 그룹과 고령자 그룹 모두 시력과 콘트라스트 감도(44페이지)[1]가 개선되었습니다.

또한 캔자스대학교에서는 근시 환자 17명과 초기 노안 환자 21명을 대상으로 가보르 패치 트레이닝을 한 그룹(1회 30분, 주 2~3회, 3개월)과 하지 않은 그룹 간의 시력 변화를 비교했습니다. 그 결과 트레이닝을 한 모든 대상자의 시력이 좋아졌습니다. 노안 환자의 시력도 평균 0.3 이상 올라갔습니다.[2]

가보르 패치 트레이닝이 주는 놀라운 효과!

1 | 작은 글자가 더 잘 보여요
초점 조절력과 뇌내 시력이 커지면서 작은 글자도 또렷이 보인다.

2 | 노안의 진행을 늦추어줘요
가보르 패치 트레이닝을 하면 안구 운동이 되어 모양체근이 유연해지면서 초점 조절력이 개선된다.

3 | 주변 시야가 넓어져요

눈으로 보지 못하는 부분을 뇌가 보완하는 능력이 높아지면서 주변 시야가 넓어진다. 위험을 좀 더 빨리 알아차릴 수 있게 되어 일석이조.

4 | 동체 시력이 올라가요

가보르 패치 트레이닝을 한 타자의 타율이 올라가는 결과도 나왔다. 이처럼 동체 시력 향상도 기대된다.

5 | 근시가 좋아져요

망막 바로 앞에 초점이 맺히는 경우를 근시라고 하는데, 뇌에서 보는 힘을 높이면 근시인 사람의 시력도 향상되는 결과가 나온다.

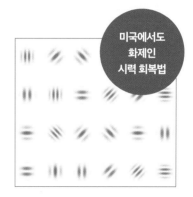

미국에서도 화제인 시력 회복법

뇌의 정보 보완 능력을 단련시키는 효과가 증명된 트레이닝
- -

가보르 패치 트레이닝을 하면 왜 시력이 좋아질까요? 흐릿한 줄무늬(가보르 패치)를 주의 깊게 들여다보면 눈만으로는 정보를 판별할 수 없어서 뇌가 이를 보완하기 위해 열심히 일합니다. 뇌에서 사물을 보는 영역(시각 정보를 처리하는 부분)인 '시각피질'이 자극되는 거죠. 눈으로 판별하기 힘든 것을 보려는 트레이닝을 꾸준히 하면 뇌의 정보 전달 효율이 높아지고 흐릿한 영상이 뚜렷하게 보이게 됩니다.

또 가보르 패치 트레이닝을 하면 안구를 이리저리 움직이기 때문에 눈 근육의 유연성이 길러지고, 초점 조절 능력이 떨어지는 것을 막을 수 있습니다. 게다가 이 책은 다양한 모양과 색의 가보르 패치를 색채가 풍부한 사진과 조합시켰으므로 색과 관련된 정보를 판별하는 힘까지 길러집니다. 더불어 차분히 하나에 집중하면서 트레이닝하다 보면 심신의 안정 효과도 얻을 수 있습니다.

본다는 행위를 의식적으로 습관화해서 몸에 익히는 것이 무엇보다도 눈 건강을 위하는 길입니다.

가보르 패치 트레이닝은 가장 쉬운 치매 예방법!

가보르 패치 트레이닝을 매일 꾸준히 하면 흐릿한 부분의 정보를 뇌가 보완하면서 보려고 하므로 뇌의 정보 처리 능력이 향상됩니다. 이는 뇌를 자극하는 활동이 되어 치매 예방에도 효과적이라고 합니다. 최근 건망증이 심해졌거나 집중력이나 기억력이 떨어진 것 같다면 '두뇌 트레이닝'의 방법으로 가보르 패치 트레이닝을 추천합니다.

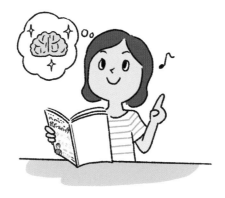

1 Improving Vision among Older Adults: Behavioral Training to Improve Sight. Denton DT, T Watanabe, Andersen GJ Psychol Sci. 2015 April ; 26 (4) : 456-466.

2 Computer-based primary visual cortex training for treatment of low myopia and early presbyopia. Daniel D, McMinn PS Trans Am Ophthalmol Soc.2007 ; 105:132-138

눈과 뇌를 동시에 쓰는 가보르 패치 트레이닝

알아두자! 공간 주파수와 콘트라스트 감도

오른쪽 페이지의 공간 주파수 그림에서 볼 수 있는 다양한 줄무늬는 특정 주파수를 사용해 흰색과 검은색을 교차시키며 명암에 변화를 준 '공간 사인파 패턴'입니다. 오른쪽으로 갈수록 '공간 주파수'가 높고 줄 사이의 간격은 좁아집니다. 이렇게 같은 흑백 줄무늬여도 공간 주파수가 다르면 모양이 차이가 납니다.

흑백 줄무늬의 명암 차이는 '콘트라스트(대조, 대비)'라고 합니다. 서로 다른 세기의 빛을 구별할 수 있는 시각의 능력을 '콘트라스트 감도'라고 하는데 밝은 부분과 어두운 부분의 차이가 작은 것도 잘 구별한다면 콘트라스트 감도가 높은 것입니다. 콘트라스트 감도를 올리는 것도 시력 개선으로 이어집니다.

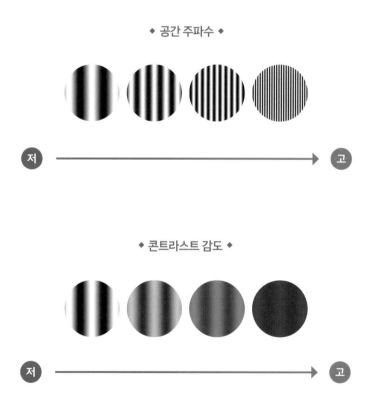

◆ 공간 주파수 ◆

저 ⟶ 고

◆ 콘트라스트 감도 ◆

저 ⟶ 고

왜 저녁이 되면 눈이 침침할까?

시력(視力)이란 '사물을 눈으로 보고 인식하는 능력'을 말하는데 정확히는 가까이 있는 두 점을 보고 2개라고 판단할 수 있는 능력입니다. 모든 조건이 동일할 때, 시각 세포의 밀도가 클수록 시력이 좋습니다.

안경점이나 안과에 가서 시력검사를 하면 숫자나 글자도 있지만 대부분 C자 모양의 끊어진 틈이 어디에 있는지 알아보게 합니다. 기준 시력은 1.0으로 개인에 따라 편차가 크지만 대략 0.8 이하면 시력 교정을 권유합니다.

하지만 시력에 문제가 없어도 저녁이 되면 갑자기 눈이 침침한 것 같다는 생각이 종종 들기도 하는데 이 현상과 관계 있는 것이 '콘트라스트 감도'입니다.

앞에서도 말했듯이 콘트라스트란 명암의 차이로, 이를 구분하는 능력이 낮아지면(대비 감도 저하) 볼 수 있는 범위가 좁아집니다. 저녁에 잘 안 보이는 느낌을 받는 사람이라면 콘트라스트 감도가 낮아진 상태입니다. 또 똑같은 줄무늬여도 촘촘한 정도(공간 주파수)에 따라 볼 수 있는 범위가 달라집니다.

콘트라스트 감도가 떨어지면 잘 보이지 않는다

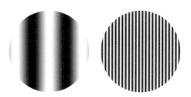

위 그림과 같이 콘트라스트가 높으면(명암 차이가 크면) 공간 주파수
와 관계없이 경계를 판별하기 쉽습니다.

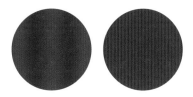

하지만 위 그림과 같이 똑같은 공간 주파수라도 콘트라스트가
낮으면(명암 차이가 적으면) 주파수가 낮은 쪽의 경계를 판별하기 어
렵습니다. 단 주파수가 너무 높은 경우에도 마찬가지입니다.

공간 주파수와 콘트라스트 감도의 차이에 따른 사물 보기

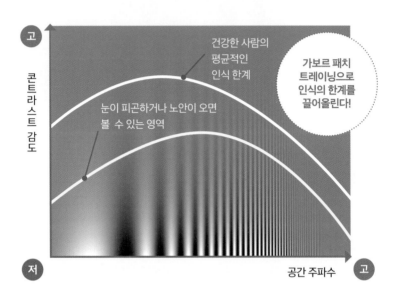

고

콘트라스트 감도

건강한 사람의
평균적인
인식 한계

눈이 피곤하거나 노안이 오면
볼 수 있는 영역

가보르 패치
트레이닝으로
인식의 한계를
끌어올린다!

저

공간 주파수

고

콘트라스트 감도와 초점 조절력 UP!

'콘트라스트 감도'를 향상시키는 데도 가보르 패치 트레이닝이 효과적입니다. 가보르 패치는 단순히 흰색과 검은색이 반복되는 줄무늬가 아니라 경계를 흐릿하게 처리했기에 콘트라스트 판별이 어려운 상태입니다. 공간 주파수가 다른(반복 수가 다른) 가보르 패치를 구분하는 트레이닝을 꾸준히 하면 평소 잘 보이지 않던 콘트라스트 영역을 판별하는 능력도 높아집니다. 결과적으로 사물을 선명하게 보게 됩니다. 실제 연구 결과에서도 콘트라스트 감도의 상승 효과가 밝혀졌습니다.

이 책에서는 흑백 가보르 패치뿐 아니라 칼라 가보르 패치, 사진과 합쳐놓은 가보르 패치 트레이닝도 소개합니다. 색채 감각도 기를 수 있을 뿐만 아니라 사진으로 원근감을 파악해 초점 조절력까지 향상시키도록 고려해놓았기 때문에 여러 방면에서 시력을 개선시킬 수 있습니다.

○

**가보르 패치 트레이닝을 하면
흐릿한 줄무늬(모양)를 또렷이 파악하면서
콘트라스트 감도가 향상되어 잘 보이게 된다.**

○

주변이 잘 보이지 않는다면?

시야노안 체크!

길을 걸을 때 자전거가 바로 옆을 스쳐 지나가기까지 알아차리지 못하거나 계단에서 높낮이 차이를 인지하지 못해 넘어질 뻔한 일이 많아졌다면 '시야노안'이 시작되었을 가능성이 높습니다.

'시야'는 시선을 한 곳에 고정한 상태에서(눈동자를 움직이지 않고) 볼 수 있는 범위를 뜻합니다. 나이가 들면 가까이에 있는 것이 잘 보이지 않는 시력노안 외에도 시선이 향하는 곳 주변의 시야 범위가 좁아지는 시야노안도 찾아옵니다. 이 때문에 가슴이 철렁 내려앉는 경험을 자주 하게 됩니다.

자신의 시야 범위가 어느 정도인지 확인해보세요. 주변 시야 감도가 떨어지는 시야노안이 진행되고 있다면 '가보르 패치 트레이닝'을 매일 꾸준히 실천하면서 뇌 활동을 자극해야 주변 시야를 넓힐 수 있습니다.

| 주의 |

주변 망막은 원래 감도가 낮기 때문에(28페이지) 젊다고 안심할 수 없습니다. 걸으면서 스마트폰을 사용하는 등, 스마트폰을 쓰면서 다른 일을 동시에 하는 행위는 매우 위험하니 주의가 필요합니다.

◆ 시야노안 확인 방법 ◆

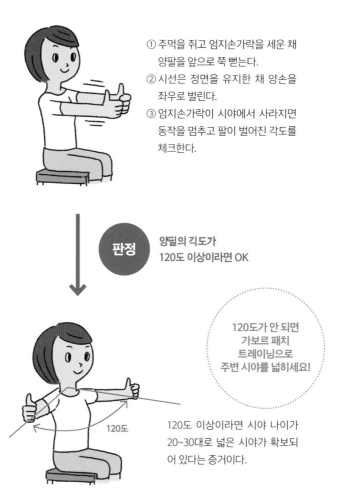

① 주먹을 쥐고 엄지손가락을 세운 채 양팔을 앞으로 쭉 뻗는다.
② 시선은 정면을 유지한 채 양손을 좌우로 벌린다.
③ 엄지손가락이 시야에서 사라지면 동작을 멈추고 팔이 벌어진 각도를 체크한다.

판정

**양팔의 긱도가
120도 이상이라면 OK**

120도가 안 되면
가보르 패치
트레이닝으로
주변 시야를 넓히세요!

120도

120도 이상이라면 시야 나이가 20~30대로 넓은 시야가 확보되어 있다는 증거이다.

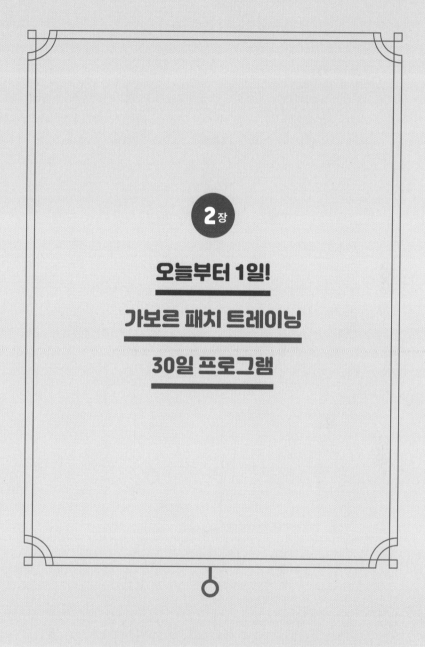

2장

오늘부터 1일!
가보르 패치 트레이닝
30일 프로그램

드디어 30일간의 가보르 패치 트레이닝이 시작됩니다. 먼저 다음 페이지의 '가보르 패치 트레이닝 방법'을 꼼꼼히 확인해야 합니다. 눈이 피로할 때 트레이닝을 하면 역효과가 날 수 있으니 주의하세요.

TRY!

(동체 시력을 단련한다)

앞서 말했듯이 노안이 진행되면 '주변 시야 감도' 외에 '동체 시력'
도 나빠집니다(35페이지). 동체 시력 단련에 효과적인 것이 '플립
북'입니다. 움직이는 그림을 눈으로 따라가며 즐겁게 동체 시력을
단련해보세요.

플립북 활용법

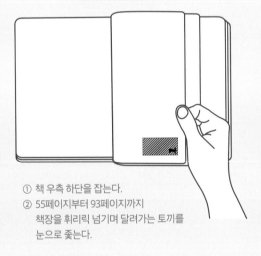

① 책 우측 하단을 잡는다.
② 55페이지부터 93페이지까지
   책장을 휘리릭 넘기며 달려가는 토끼를
   눈으로 좇는다.

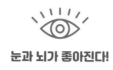

눈과 뇌가 좋아진다!

30일 맞춤 플랜,
가보르 패치 트레이닝 방법

가보르 패치 트레이닝을 효과적으로 하기 위한 방법을 소개합니다. 하루에 한 페이지씩 즐겁게 실천해보세요.

1 | 똑같은 가보르 패치 찾기

가보르 패치 트레이닝의 기본은 '같은 것 찾기'입니다. 같은 줄무늬 모양(주파수)에 같은 각도인 것을 찾아보세요.

① 좋아하는 가보르 패치를 하나 고른다.

Start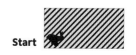

② 눈만 움직이면서 같은 모양을 찾는다.

③ 모두 찾으면, 다른 가보르 패치를 골라 같은 식으로 반복한

　다(전체를 다 할 필요는 없다).

이 가보르 패치와 똑같은 것을 찾는다
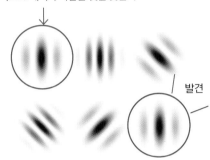
발견

2 | 사진에서 줄무늬 찾기

① 사진을 가로로 놓고 줄무늬(모양)를 잘 본다.

② 3분 동안 눈을 잘 움직여 사진 전체에서 줄무늬를 찾는다.

③ 몇 개를 찾았는지는 문제가 되지 않는다.

3 | 풍경 사진에서 줄무늬 찾기

① 사진을 가로로 놓고 줄무늬(모양)와 원근감을 잘 본다.

② 사진 전체로 눈을 움직여 가보르 패치와 줄무늬를 찾는다.

③ 사진 속에서 멀리 있는 부분을 멍하니 바라보거나, 먼 곳과 가까운 곳을 번갈아 바라보면, 모양체근의 스트레칭에 도움이 된다. 멋진 사진을 보면 모양체근의 릴랙스 효과도 높아진다.

책과 눈의 거리는 약 40cm

어깨에서 힘을 빼고 등을 곧게 편 뒤 바닥이나 의자에 앉아 책을 펼쳐 양손으로 듭니다. 양팔을 가볍게 앞으로 뻗어 눈과 책 사이의 거리를 30~45cm 정도로 유지합니다. 책은 시선과 같은 높이나 그보다 조금 아래가 좋습니다. 테이블이나 책상에 앉아 책을 들어도 괜찮습니다. 무리가 가지 않는 자세로 해야 합니다.

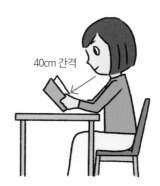

40cm 간격

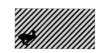

밝은 장소에서

어두운 곳에서 책을 읽거나 스마트폰을 보면 시력이 저하되고 피로감이 커집니다. 그래서 가보르 패치 트레이닝을 할 때는 반드시 실내를 밝게 해야 합니다. 태양광이 들어오는 밝은 실내가 이상적이고 밤이라면 반드시 조명을 환하게 켜세요.

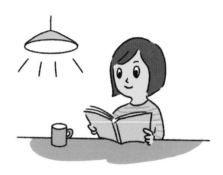

매일, 3~10분만

가보르 패치 트레이닝은 한 번에 3~10분 정도, 눈을 깜빡여가며 실시합니다. 눈이 피로하지 않으면 1일 2회 트레이닝해도 문제없지만 1일 1회면 충분합니다. 아침이나 저녁, 밤 등 시간대에 구애받을 필요도 없습니다.

단, 눈이 피로하다 싶으면 빨리 끝내야 합니다.

안경이나 콘택트렌즈는 쓴 채로

평소에 안경(돋보기 포함)이나 콘택트렌즈를 사용한다면 착용한 채로 트레이닝합니다. 맨눈이어도 괜찮지만 잘 보이지 않으면 효과가 떨어질 수 있습니다. 만약 안구 건조 증세가 있다면 안약을 넣은 뒤에 하세요. 트레이닝 중에 자주 눈을 깜빡여주는 것도 잊지 마세요.

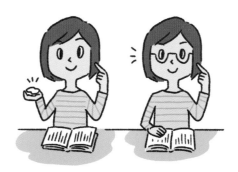

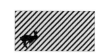

적어도 10일간은 꾸준히!

효과를 보기까지는 개인차가 있으므로 최소 10일간은 꾸준히 해

야 합니다. 30일 이상 지나고 나서야 효과를 보는 사람도 적지 않

습니다. 그러니 며칠 해보고 포기하지 마세요. 또 하루에 오랜 시

간 하는 것보다 꾸준하게 하는 것이 중요합니다.

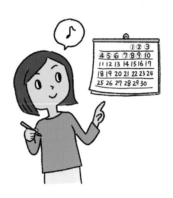

TRY!

자, 가보르 패치 트레이닝을
시작해보세요.

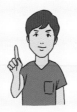

| 하야시다 박사의 조언 |

눈을 많이 움직여 페이지 전체를 보면
모양체근이 스트레칭됩니다.
눈이 피곤해지면 책에서 눈을 떼고 먼 곳을 보세요!

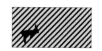

흑백 가보르 패치

같은 줄무늬 모양에 같은 각도인 것을 찾아보자.

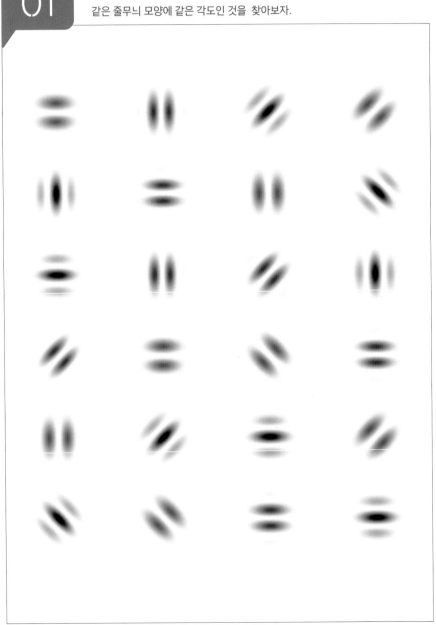

컬러 가보르 패치

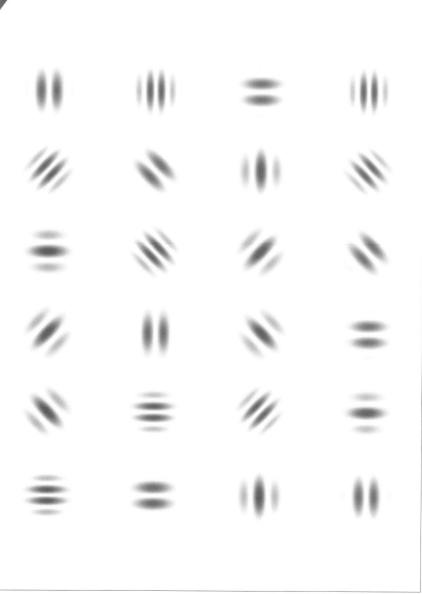

DAY 03

흑백 콘트라스트 대비 가보르 패치

오늘은 콘트라스트의 차이를 작게 한 가보르 패치 트레이닝이다.

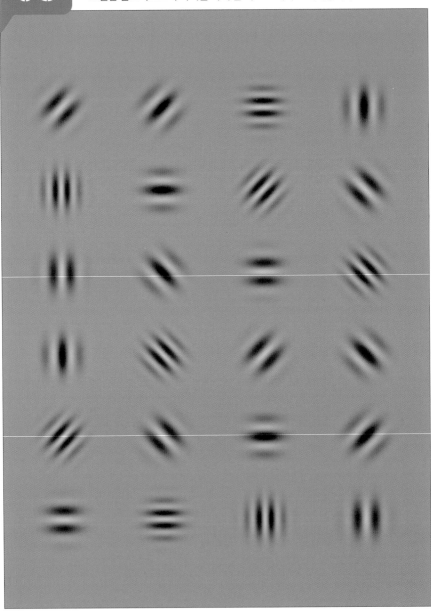

콘트라스트의 차이가 작아 판별하기가 어려워졌습니다.
1일째와 2일째보다 보기 힘들지 않은가요?

064

녹색 콘스라스트 대비 가보르 패치

점점 익숙해지면 요령이 생긴다.

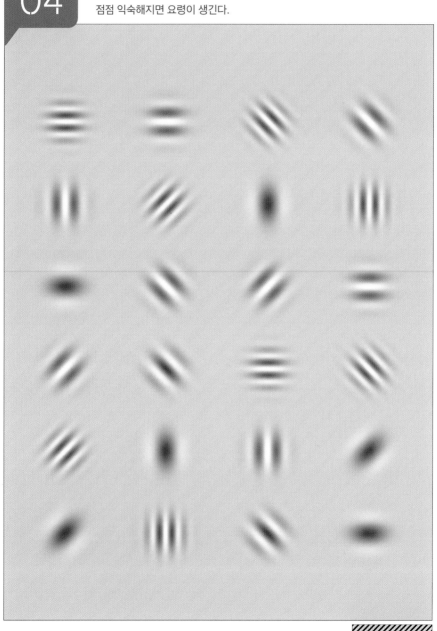

흑백 줄무늬 속 가보르 패치

DAY 05

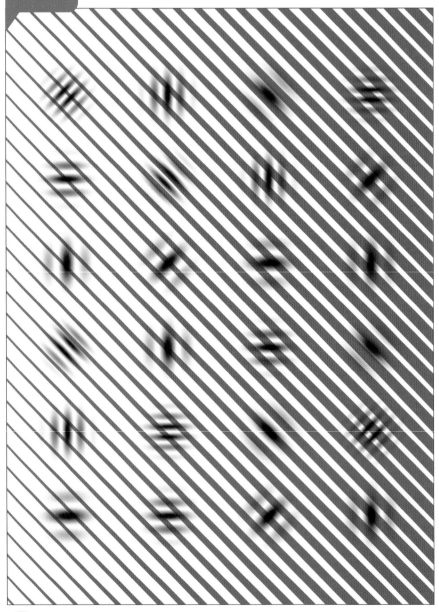

 흑과 백의 차이가 작은 것을 보면 뇌가 열심히 판별하려고 일합니다.
그러면 시각 정보를 처리하는 능력이 올라가죠.

사진에서 줄무늬 찾기 ①

생활공간에서 사선을 찾아보는 것도 효과가 있다.

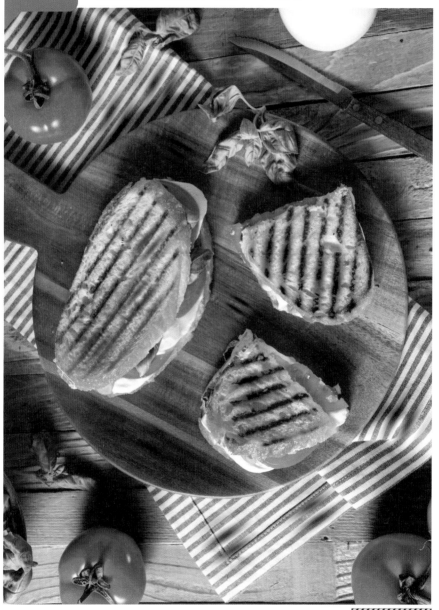

사진에서 줄무늬 찾기 ②

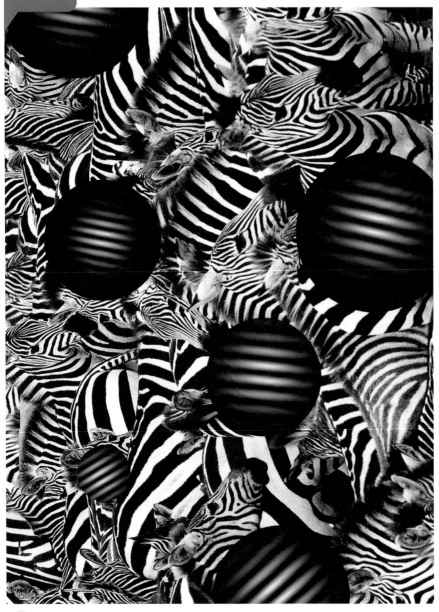

 여러 줄무늬 모양의 경계를 보면 콘트라스트 감도가 올라갑니다.
그러면 글자나 색의 경계가 또렷이 보입니다.

알록달록 가보르 패치

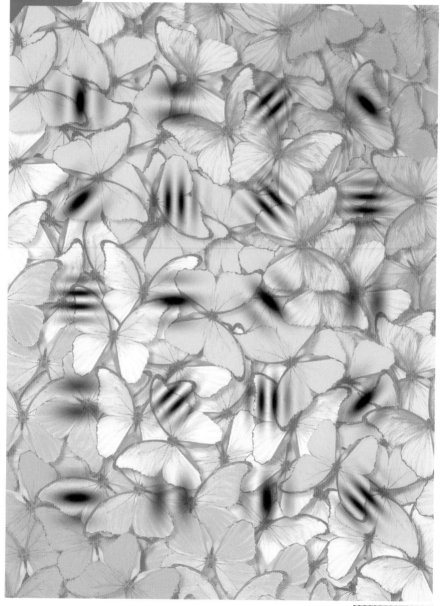

배경색과 비슷한 가보르 패치 ①

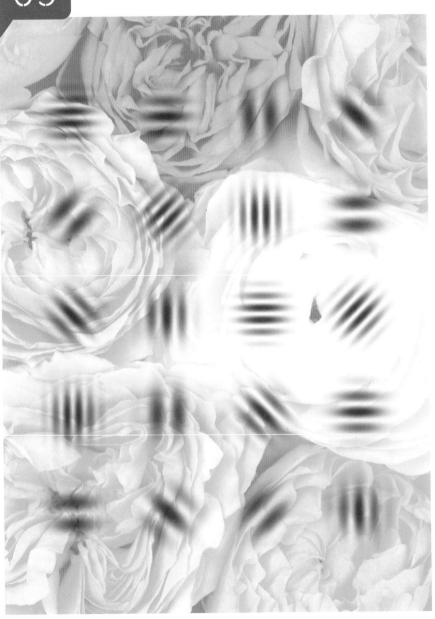

배경색과 가보르 패치 색 차이가 작으면 잘 구분이 안 됩니다.
시각피질이 자극받아 뇌 운동이 활발해지겠죠?

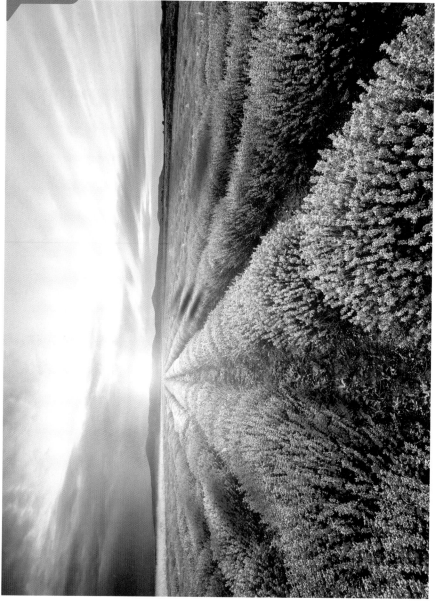

DAY
10

풍경 사진에서 줄무늬 찾기 ①

책을 가로로 돌려 멍하니, 또는 먼 곳과 가까운 곳을 번갈아 보자.

손가락만 있으면 가능한 '눈 운동'

01 │ 초점 조절력을 높인다

가까이, 멀리 보기

① 얼굴에서 10cm 정도 떨어뜨린 곳에 엄지손가락을 세우고, 손톱을 1초간 응시한다.

② 그대로 팔을 쭉 뻗은 다음 엄지손가락의 손톱을 1초간 응시한다.

③ ②의 엄지손가락에서 시선을 떼어 2m 이상 앞의 대상물을 1초간 응시한다.

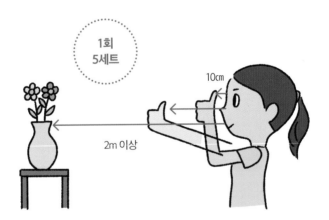

1회
5세트

10cm

2m 이상

＊먼 곳과 가까운 곳 바라보기를 5세트 실행한다.

가보르 패치 트레이닝만으로도 눈이 좋아지지만, 병행해서 실천하면 더욱 효과적인 '눈 운동'을 소개합니다. 하루에 여러 번 해도 좋기 때문에 틈틈이 해보기 바랍니다.

 02 | 외근육을 단련한다

눈 팔방 스트레칭

① 오른팔을 쭉 펴고 검지손가락을 얼굴 정면에 세운다. 왼손으로 턱을 받친다.
② 검지손가락을 1의 방향으로 천천히 올리면서 눈으로 좇는다. 보이지 않을 때까지 응시한다.
③ 이번에는 2의 방향으로 손가락을 천천히 움직여 똑같이 응시한다.
④ ②, ③과 동일하게 3→4, 5→6, 7→8 방향으로 실행한다.

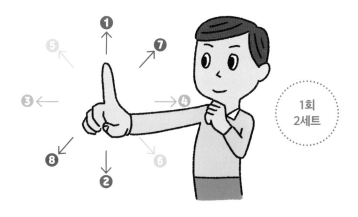

1회
2세트

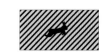

03 | 안구 운동으로 뇌에 자극을 준다

추적 안구 운동

① 양팔을 앞으로 뻗고 양손의 검지손가락을 세워 쳐다본다.
② 얼굴은 고정한 채로 오른손 검지 손가락을 옆으로 벌리면서 5초간 양쪽 눈으로 좇는다.
③ 이번에는 오른손 검지손가락을 제자리로 가져오면서 5초간 양쪽 눈으로 좇는다.
④ 왼쪽도 같은 식으로 실행한다.

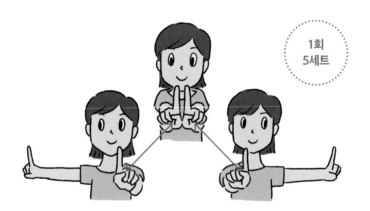

1회
5세트

엄지손가락 소용돌이 트레이닝

① 오른팔을 앞으로 뻗고 엄지손가락을 세워서 손톱을 쳐다본다.
② 손톱을 보면서 얼굴보다 더 큰 원을 그리며 손을 얼굴 가까이로 가져온다.
③ 엄지손가락이 눈 가까이 오면 이번에는 반대 방향으로 원을 그리며 손을
   얼굴에서 멀어지게 한다. 시선은 계속 손톱을 향한다.

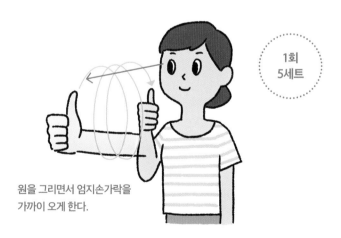

1회
5세트

원을 그리면서 엄지손가락을
가까이 오게 한다.

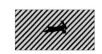

별 모양 가보르 패치

시선을 여러 방향으로 잘 움직인다.

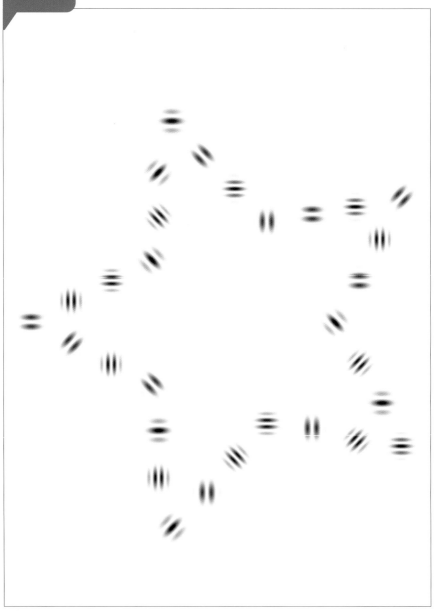

 벌써 11일째. 슬슬 효과를 실감하는 분도 있지 않은가요?
효과가 느껴지지 않는 분도 포기하지 말고 꾸준히 해보세요.

지그재그 가보르 패치

시선을 지그재그로 움직여 찾는다.

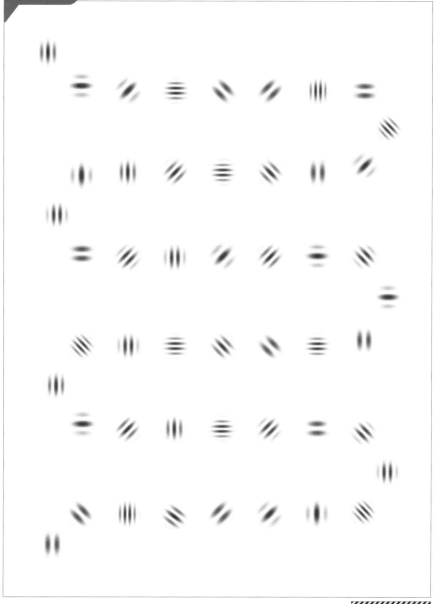

보라 콘트라스트 대비 가보르 패치

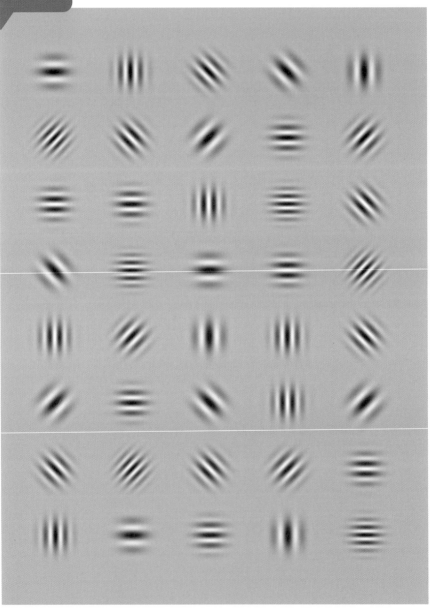

높은 주파수의 가보르 패치 대거 등장.
잘 응시하면서 확실하게 판별해보세요.

사진에서 줄무늬 찾기 ③

고기와 채소, 검정판에 그려진 모양 등 여러 곳으로 눈을 움직여본다.

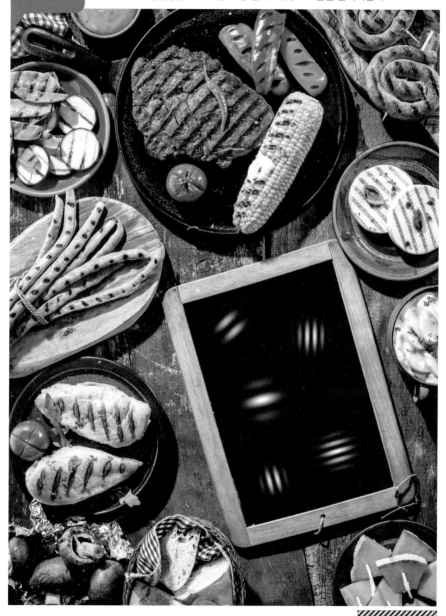

컬러 줄무늬 속 가보르 패치

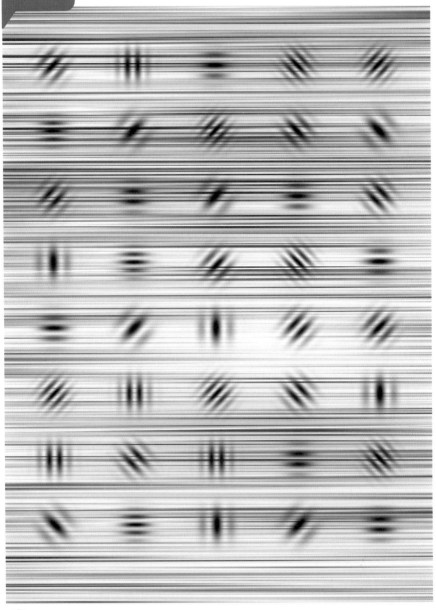

 30일간의 가보르 패치 트레이닝의 딱 절반 지점. 슬슬 눈이 가보르 패치에
익숙해졌을까요? 눈이 피곤하다면 '아이 케어(98페이지)'도 해보세요.

사진에서 줄무늬 찾기 ④

다양한 줄무늬를 보는 것도 트레이닝 효과가 있다.

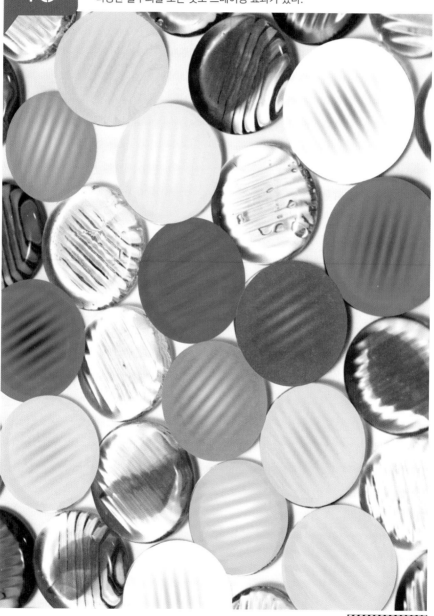

배경색과 비슷한 가보르 패치 ②

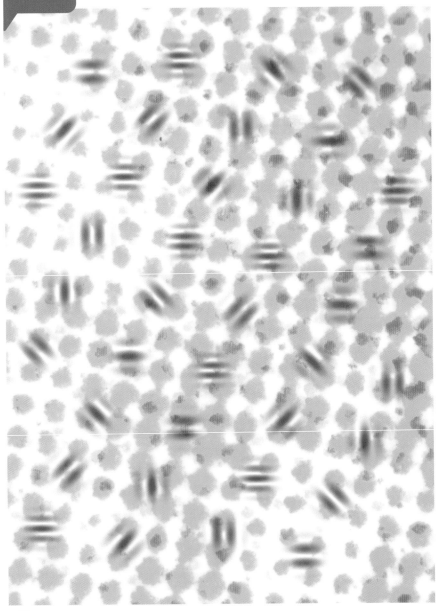

 판별하기 어려운 사물을 보면 뇌는 열심히 일합니다.
가보르 패치 트레이닝은 눈뿐만 아니라 뇌에도 좋은 운동입니다.

DAY 18

풍경 사진에서 줄무늬 찾기 ②

책을 가로로 돌려서 살펴본다.

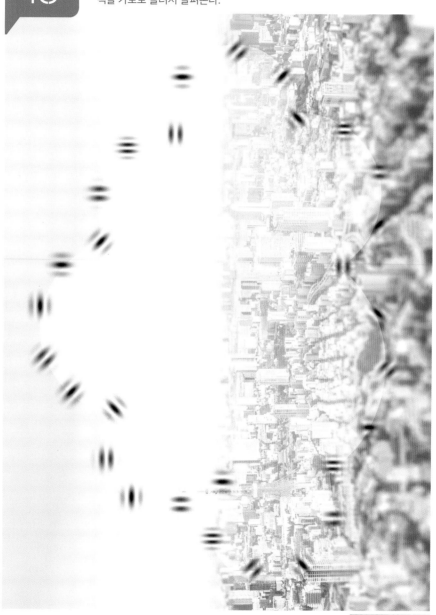

8자 모양 가보르 패치

8자를 반대로 그리거나 책을 돌려서 찾아보는 것도 좋다.

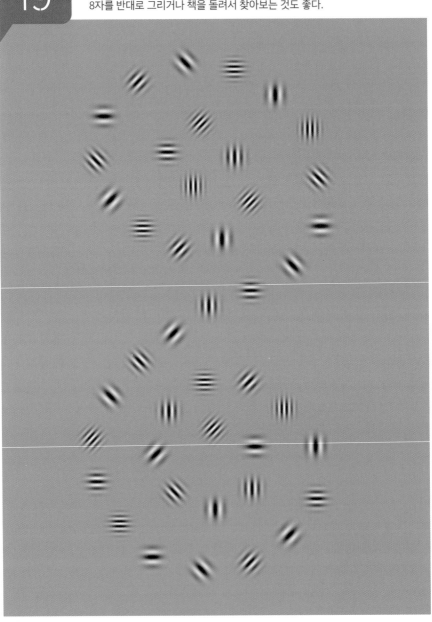

 일상생활에서 시선을 '8자나 '∞' 모양으로 움직일 일이 흔히 없죠?
평상시와 다른 행동을 하면 눈이 스트레칭되고 시력 개선에 효과적입니다.

사진에서 줄무늬 찾기 ⑤

눈을 회오리 모양대로 크게 돌려 찾는다. 다채로운 색 정보도 시력 개선에 좋다.

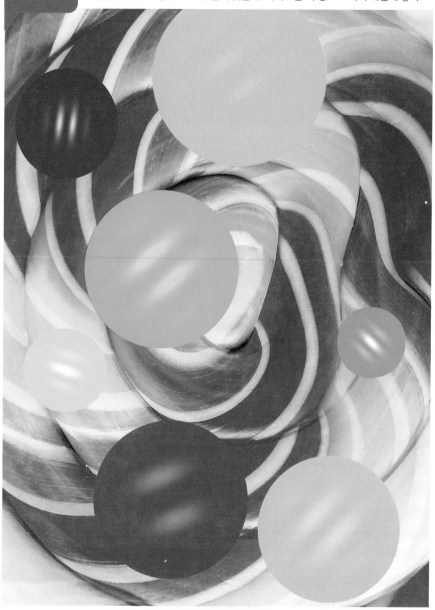

뇌가 눈을 속이는 '착시 그림' 보기

착시 그림이란 '트릭 아트'입니다. 책을 눈에서 멀리, 혹은 가까이 오게 하면서 그림을 하나씩 보세요. 움직여 보이지 않나요? 이러한 착시 현상도 뇌와 관련해 일어나는 현상입니다.

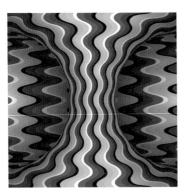
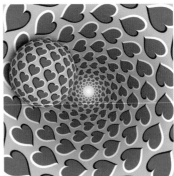

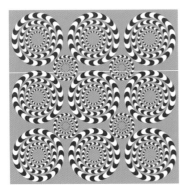
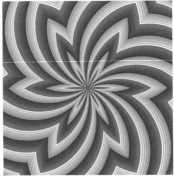

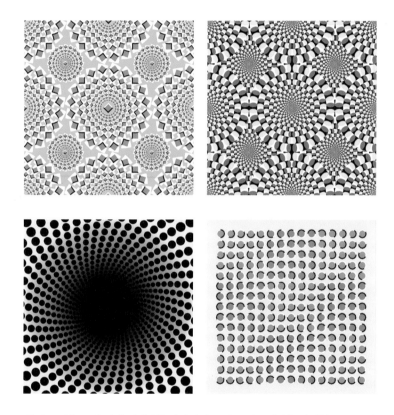

착시 그림을 보면 뇌가 입체감을 판단하려고 해 초점 조절력을 단련할 수 있습니다. 그림이 움직여 보이지 않으면 다른 그림은 가리고 하나씩 보세요. 착시 그림을 지나치게 많이 봐서 어지럼증을 느끼면 바로 멈추세요.

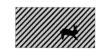

사진에서 줄무늬 찾기 ⑥

사진 여기저기에 녹색 가보르 패치와 줄무늬가 숨어 있다.

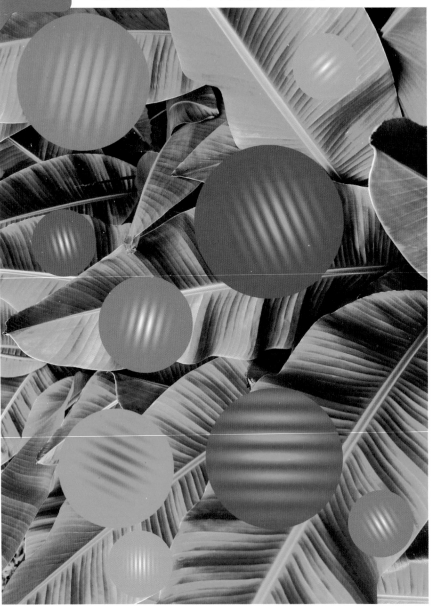

 '초목이나 산의 푸르름을 보면 눈이 좋아진다'고 합니다. 초록색은 인간의 눈을
쉬게 하고 평화롭게 해줍니다. 자연 색을 보며 몸의 긴장을 풀어보세요.

오렌지와 가보르 패치

DAY

22

판별하기 어려운 것을 보려고 하는 것이 눈을 좋게 만드는 핵심이다.

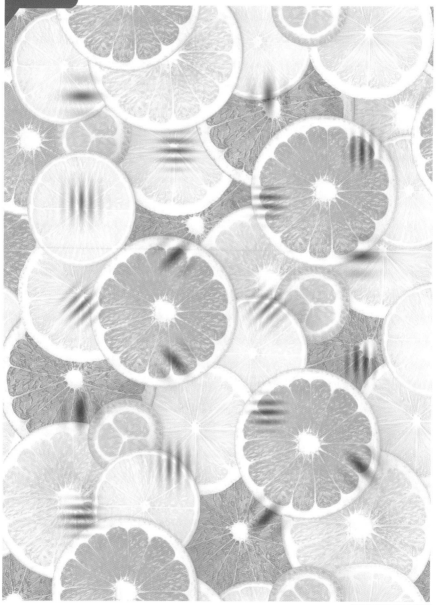

색이 다른 가보르 패치

다양한 색과 모양에 현혹되지 않고 가보르 패치를 판별해본다.

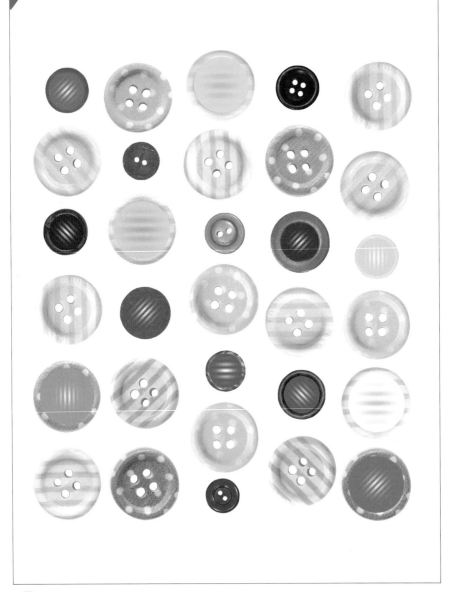

이번에는 똑같은 줄무늬이지만 색깔이 다른 것을 구분해봅니다.
조금씩 어려워지지만 힘내세요.

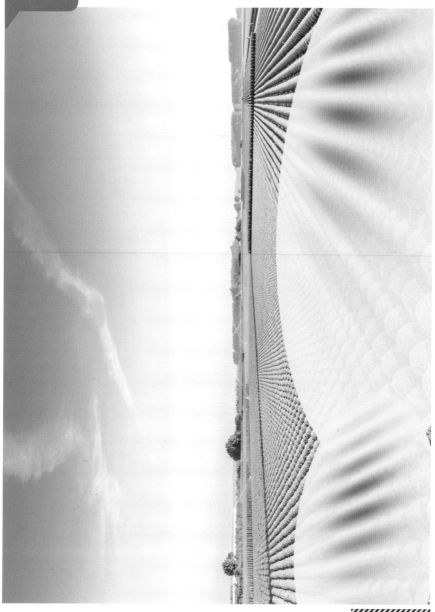

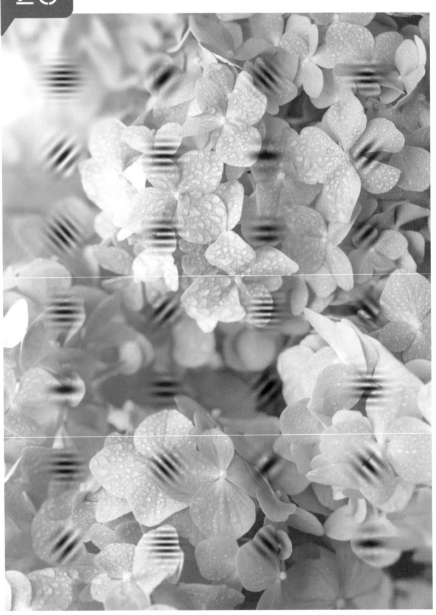

수국과 가보르 패치

DAY 25

 눈을 깜박거리는 횟수가 줄면 눈물 분비량도 줄어 눈이 건조해집니다.
방이 건조해도 마찬가지이니 98페이지의 아이 케어 1번을 해보세요.

빵과 가보르 패치

빵의 형태나 색은 관계가 없고 가보르 패치의 차이를 구별해 찾는다.

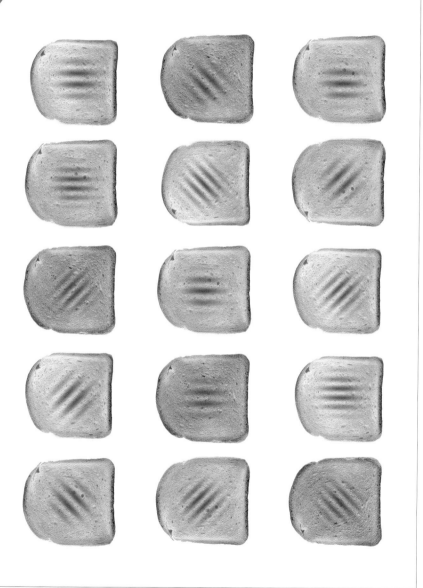

Goal

배경색과 비슷한 가보르 패치 ③

책을 가로로 돌려놓고 살펴본다.

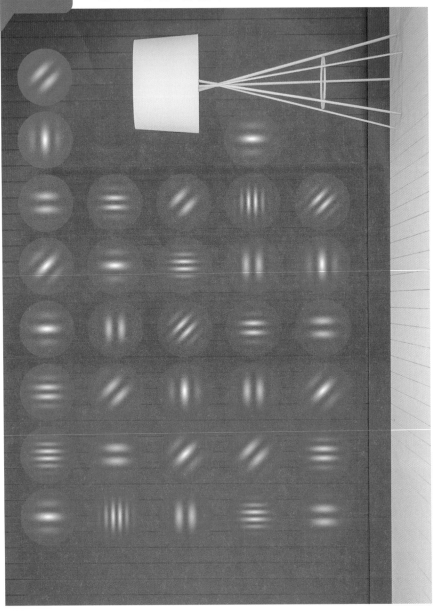

 빨간색은 색 중에서 가장 긴 파장을 지녀서 교감신경에 자극을 주어
몸을 따뜻하게 하고 눈 주위의 혈류(血流)도 좋게 합니다.

풍경 사진에서 줄무늬 찾기 ④

책을 가로로 돌려놓고 산 위의 하늘과 앞의 등산객을 번갈아 바라본다.

* 페루의 쿠스코에 실제 있는 산 사진이다.

세밀한 가보르 패치

이번에는 여섯 줄의 가보르 패치에서 같은 것 찾기를 한다.

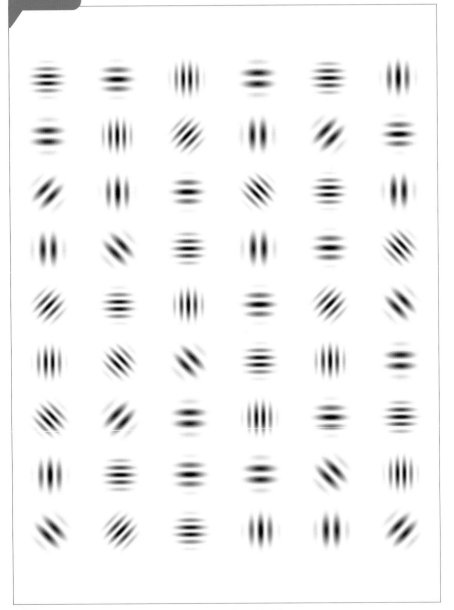

가보르 패치가 많아 각각의 차이를 판별하는 게 어려울 수 있습니다.
눈이 피로해지기 쉬우니 확실히 눈을 깜박이면서 해보세요.

세밀한 컬러 가보르 패치

트레이닝의 마지막 날이다. 다 끝났으면 시력검사(114~119페이지)를 한다.

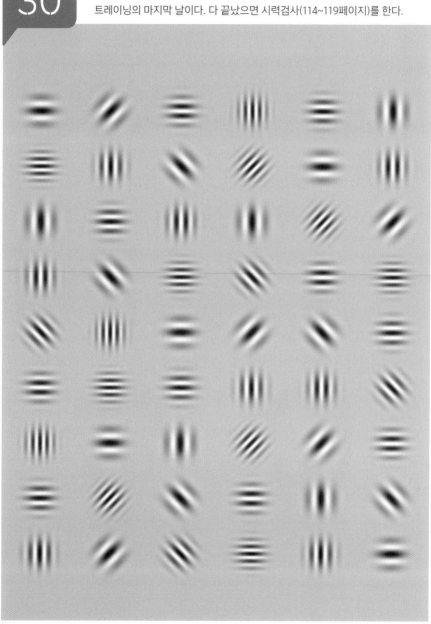

피곤한 눈에 휴식을 주는 '아이 케어'

 01 | 안구건조증을 해소한다

꾹과 팍 눈 깜박거리기

① 2초간 힘을 주어 눈을 꾹 감는다.
② 눈을 가장 크게 팍 떠서 2초간 있는다.

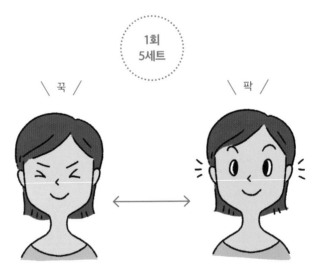

1회
5세트

\ 꾹 /   \ 팍 /

가보르 패치 트레이닝을 해서 눈이 피로해졌을 때, 책과 스마트폰 등을 지나치게 많이 봤을 때 추천하는 '아이 케어'를 소개합니다. 취향대로 편한 시간에 틈틈이 해보세요.

 02 | 눈의 피로를 풀어준다

손바닥 눈 마사지

① 양손의 손바닥을 10회 정도 비벼 따뜻하게 한다.
② 손바닥을 둥글게 구부려 양눈을 감싸듯이 덮고 눈에 빛이 들어가지 않도록 한다.
③ 손 안의 눈을 천천히 떴다 감았다 30초간 반복한다.

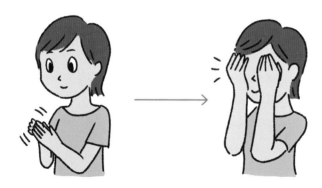

03 | 모양체근의 피로를 푼다

눈 온찜질

① 수건을 물에 적셔 꾹 짠다.

② 전자레인지(500W)에 1분 정도 데운다.

　(*기종과 와트수 등에 따라 데우는 시간은 조정)

③ 눈을 감고 따뜻한 수건을 눈꺼풀 위에 놓고 수건이 차가워질 때까지 있는다.

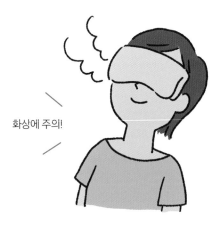

화상에 주의!

04 | 눈 주위의 혈류를 개선한다

눈 주변 지압하기

각각의 지점에 가볍게 손을 대고 숨을 내쉬면서 3~5초 정도 통증이 느껴질 정도로 힘껏 누른다.

Ⓐ 정명: 눈 앞쪽의 조금 위에서 코 가까이 있는 오목한 곳.

Ⓑ 태양: 속눈썹에서 눈꼬리 사이에 있는 오목한 곳.

Ⓒ 관료: 광대뼈 아래 모서리(눈꼬리에서 수직으로 아래쪽 오목한 곳)

Ⓓ 동자료: 눈꼬리에서 손가락 한 마디 정도 옆, 귀쪽에 가까운 곳.

Ⓔ 양백: 눈동자의 중앙 위쪽, 눈썹에서 엄지손가락 하나 정도 위.

Ⓕ 사백: 눈동자 바로 밑에 있는 뼈 아래.

* 지압점은 얼굴 양쪽에 대칭으로 있습니다.

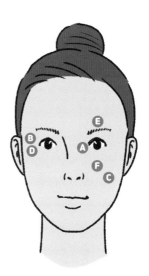

식후에는 바로 하지 마세요!

가보르 패치와 시력,
무엇이든 물어보세요 Q&A

Q 가보르 패치 트레이닝은 익숙해져도 효과가 있나요?

A 답을 기억하고 있어도 문제 없습니다.

- -

가보르 패치 트레이닝의 목적은 정답을 찾는 것이 아닙니다. 몇 번씩 해도, 답을 기억하고 있어도 좋습니다. 눈을 잘 움직여 다른 모양을 판별하는 것이 가장 중요합니다.

Q 가보르 패치 트레이닝을 하지 않는 것이 좋은 사람도 있나요?

A 안과 치료가 필요한 사람은 자제해야 합니다.

- -

이 트레이닝은 어린이부터 노인까지 나이 제한 없이 안심하고 할 수 있습니다. 하지만 안과 질환을 고칠 수는 없습니다. 또 안과에서 치료 중이거나 지병이 있는 분은 주치의와 상담한 후 실행해야 합니다.

가보르 패치 트레이닝과 눈에 대해 하야시다 선생님에게 물었습니다. '노안이 왔나' 하는 생각이 든다면 가장 먼저 어디를 가야 할까 같은 사소한 질문부터 백내장과 녹내장 체크 리스트까지 답변해주었습니다.

Q 가보르 패치 트레이닝 이외에 추천하는 시력 회복법이 있나요?

A 문서 뒷면 읽기를 추천합니다.

- -

가보르 패치 트레이닝의 진수는 '흐린 것을 보고 판별하는 것'입니다. 문서를 뒷면에서 읽는 것도 이와 마찬가지의 효과를 얻을 수 있습니다. 제대로 보이지 않는 것을 보려 하는 행위가 시력 회복으로 이어지기 때문입니다.

1. 앞면에만 글자가 있는 문서를 준 비한다.
2. 전등에 비춰서 문서 글자를 뒷면 에서 읽는다.

* 익숙해지면 전등에 비추지 않고 읽는다.

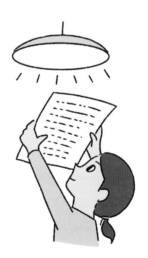

Q 노안이라고 생각하면 안과에 가야 하나요, 아니면 안경점에 가도 괜찮나요?

A 먼저 안과에서 진찰부터 받아야 합니다.

노안이라고 생각된다면 안과에 가서 전문의의 진찰을 받으세요. 자신이 노안이라고 자가 진단하고 그대로 안경점에 가서 돋보기 등을 맞추는 것은 위험합니다. 시력이 떨어진 원인이 근시, 원시, 난시, 노안 등 굴절과 조절 이상에 의한 것인지 다른 눈병 때문인지는 안과 전문의가 아니면 진단할 수 없기 때문입니다. 자가 판단은 매우 위험한 행동입니다. 또 돋보기에도 도수가 있기 때문에 대충 써서는 안 되고 자신의 (노안) 시력에 맞는 것을 사용해야 합니다.

Q 돋보기를 사용해도 잘 보이지 않아요.

A 백내장일 가능성이 있습니다. 가능한 한 빨리 안과에 가야 합니다.

수정체가 뿌옇게 흐려져서 잘 보이지 않게 되는 질병이 '백내장'입니다. 50세

무렵부터 20~30년에 걸쳐 노화가 진행되고 80세 이상이 되면 거의 100%로 발병합니다. 최근에는 30대, 40대에 발병하는 사람도 늘고 있습니다. 젊으면 진행 속도가 빨라 주의가 필요합니다. 빨리 안과에 가봐야 합니다.

◆ 백내장 체크리스트 ◆

☐ 밝은 곳에서 시야가 흐릿하다.
☐ 빛이 눈부시다고 느낀다.
☐ 어두운 곳에서 특히 잘 보이지 않는다.
☐ 돋보기를 껴도 잘 보이지 않는다.
☐ 스테로이드 약물을 장기간 복용 중이다.

> 1개라도
> 해당한다면 안과로!

Q 돋보기안경은 언제쯤 사용하는 게 좋은가요?

A '시력 저하'를 느꼈을 때, 바로 그때가 좋습니다.

- -

돋보기 사용 시기는 많은 이들이 고민하는 문제입니다. 돋보기를 사용하면 오히려 노안이 더 빨리 진행된다고 생각하는 사람도 적지 않습니다. 하지만 이건 오해입니다. 돋보기를 사용하여 즉시 현재의 시력 저하에 대처하는 것이 오히려 노안의 진행을 늦출 수 있습니다. 즉 시력 저하를 느꼈을 때가 돋보기 사용을 시작해야 하는 '바로 적기'입니다.

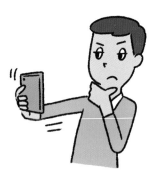

Q 시야가 점점 좁아지고 있는데요.

A 녹내장일 가능성이 있습니다. 즉시 안과에 가야 합니다.

안압 상승 등으로 시신경 기능에 이상을 초래해 시야가 좁아지다가 결국 실명에 이르는 것이 '녹내장'입니다. 60세 이상은 24퍼센트가 걸리는데 최근에는 40대와 50대의 발병률도 치솟고 있습니다. 한번 나빠진 시력은 돌이키기가 힘

듭니다. 눈 관련 질환은 초기에는 대부분 자각할 수 없기 때문에 정기적인 검진이 중요합니다. 조금이라도 이상을 느낀다면 안과에 가야 합니다.

◆ **녹내장 체크리스트** ◆

☐ 건망증이 심해졌다.
☐ 대낮에도 시야가 어둡다.
☐ 눈 안쪽의 통증, 두통이 있다.
☐ 최근 눈이 쉬이 피로해진다.
☐ 시야가 좁아졌다.

> **1개라도
> 해당한다면 안과로!**

가보르 패치 트레이닝 정답

DAY 01

수고 많으셨습니다. 문제와 정답을 대조해가면서 맞혀보세요. 꼭 100점을 맞아야 할 필요는 없습니다. 매일 눈을 움직여가며 트레이닝하는 것이 더 중요합니다.

[정답 보는 방법]
알파벳이 동일하면 같은 가보르 패치이다.

A	G	I	K
B	H	E	F
C	G	D	B
D	A	J	H
E	I	C	K
F	J	H	C

DAY 02

A	G	J	G
B	H	K	I
C	I	D	H
D	A	E	J
E	F	B	C
F	J	K	A

DAY 03

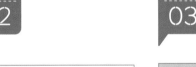

A	G	L	D
B	H	E	K
C	I	F	J
D	J	A	I
E	K	H	G
F	L	B	C

DAY
04

DAY
05

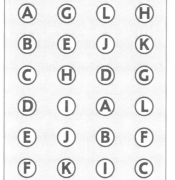

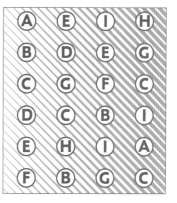

DAY
08

DAY
09

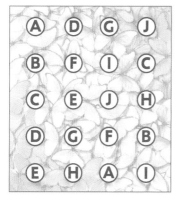

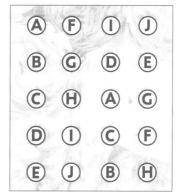

가보르 패치 트레이닝 정답

점점 가보르 패치 트레이닝에 익
숙해져서 찾는 시간이 짧아지지
않았나요? 트레이닝을 여러 번
한 사람은 책을 뒤에서 앞으로
해봐도 좋습니다.

[정답 보는 방법]
알파벳이 동일하면 같은 가보르
패치이다.

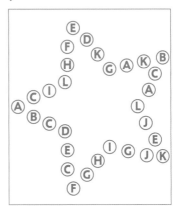

DAY
12

A
B C D E F G H
I
M A L D K J C
N
H O N C L B P
B
I N D K E D J
A
B L A D O H P
N
J E G K F C M I

DAY
13

A H G D N
B I F J L
C J E K I
D K A C B
E L N H G
F M D E F
G B I L C
H A J N K

110

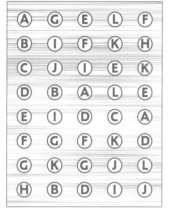

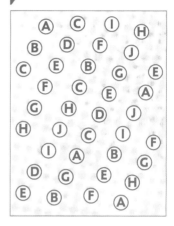

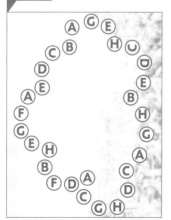

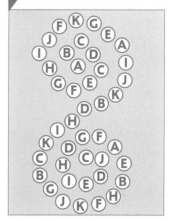

111

가보르 패치 트레이닝 정답

매일 꾸준히 하는 것이 귀찮아지
고 좀 게을러지지 않았나요? 그
럴 때는 적당한 휴식도 필요합니
다. 매일 3분간 집중해야 효과가
있지만, 무리하지 말고 1분이라도
꾸준히 하는 것을 목표로 하세요.

[정답 보는 방법]
알파벳이 동일하면 같은 가보르
패치이다.

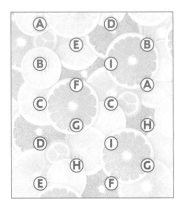

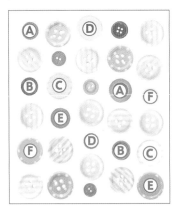

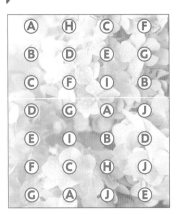

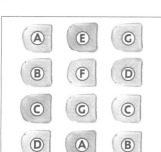

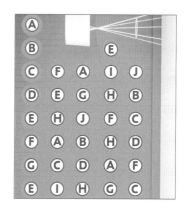

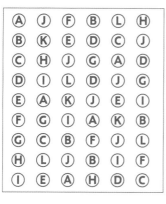

113

노안 시력을 측정하는
근거리 시력 검사표 사용법

0.4가 보기 어려우면 노안이 시작된 거예요!

1. 이 책을 왼손에 들고, 눈에서 40㎝ 멀리 뗀다.

2. 오른손으로 오른쪽 눈을 가리고, 왼쪽 눈으로 위부터 아래로 둥근 원 모양의 뚫린 부분을 본다.

3. 3개 이상 보인 줄의 왼쪽 끝 숫자가 노안 시력.

4. 이번에는 왼쪽 눈을 왼손으로 가리고, 오른쪽 눈으로 시력을 측정 한다.

- -

⚠ 주의
※ 근시용 안경이나 콘택트렌즈를 쓴 채로 측정해도 좋지만, 돋보기안경은 벗어야 합니다.
※ 이 검사표는 간이용입니다. 정확한 시력검사는 안과에서 받으시길 바랍니다.

0.05			
0.07				
0.1				
0.2				
0.3				
0.4				
0.5				
0.6				
0.7				
0.8				

❶ 근거리 시력 검사표

2

시력을 측정하는
원거리 시력 검사표 사용법

1. 밝은 방의 벽에 검사표를 붙이고 3m 떨어진 곳에 선다.

2. 왼쪽 눈을 왼손으로 가리고, 오른쪽 눈으로 위에서 아래로 원 모양의 뚫린 부분을 확인한다.

3. 3개 이상 보인 줄의 왼쪽 끝 숫자가 시력.

4. 이번에는 오른쪽 눈을 오른손으로 가리고, 왼쪽 눈 시력을 측정한다.

⚠ 주의
※ 근시용 안경이나 콘택트렌즈는 벗고 측정하세요.
※ 복사해서 벽에 붙여도 괜찮지만, 확대·축소는 하지 마세요.
※ 이 검사표는 간이용입니다. 정확한 시력검사는 안과에서 받으시길 바랍니다.

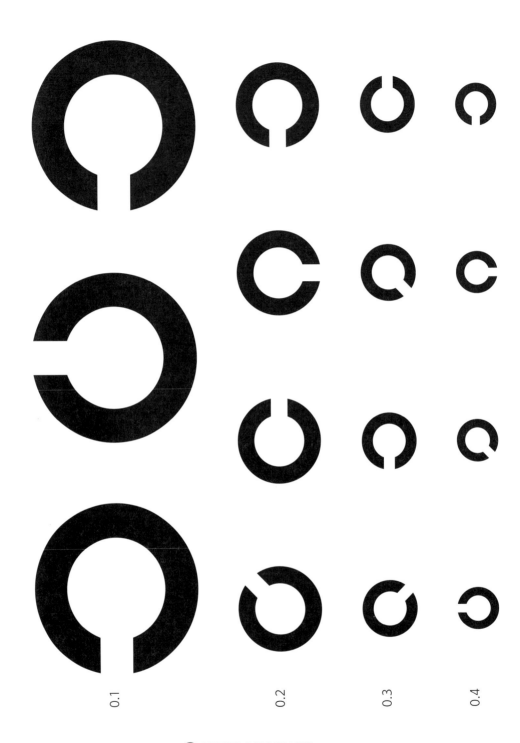

0.1

0.2

0.3

0.4

❷ 원거리 시력 검사표

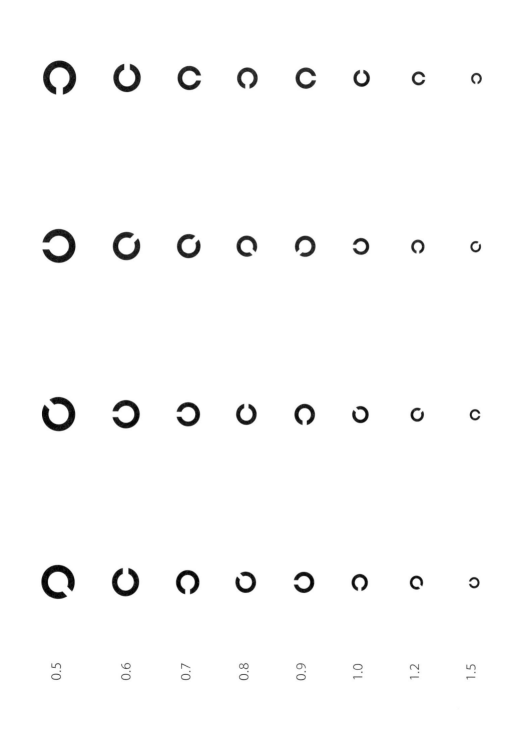

하루 3분 눈 운동

초판 1쇄 인쇄 | 2021년 9월 10일
초판 1쇄 발행 | 2021년 9월 15일

감수 | 하야시다 야스타카
옮긴이 | 최준란
펴낸이 | 이신혜
펴낸곳 | 칠월의숲
편집 | 심은정
디자인 | 디자인 봄바람

출판등록일 | 2019년 9월 30일(제25100-2104-000042호)
주소 | 서울특별시 마포구 성산로 4안길 27 502호
전화 | 070-7689-1727
이메일 | chilwoel@naver.com

ISBN 979-11-968195-4-5 03510